拒绝骨质疏松
——骨质疏松教育知识问答

雷 晨　周晓玲　主编

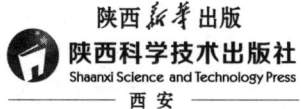

图书在版编目（CIP）数据

拒绝骨质疏松：骨质疏松教育知识问答 / 雷晨，周晓玲主编. -- 西安：陕西科学技术出版社，2025.8.
ISBN 978-7-5369-8999-3

Ⅰ.R681-44

中国国家版本馆 CIP 数据核字第 2024FQ4084 号

拒绝骨质疏松——骨质疏松教育知识问答
JUJUE GUZHI SHUSONG——GUZHI SHUSONG JIAOYU ZHISHI WENDA

雷 晨　周晓玲　主编

策　　划	付　琨
责任编辑	郭　妍　潘晓洁
封面设计	曾　珂

出 版 者	陕西科学技术出版社
	西安市曲江新区登高路 1388 号陕西新华出版传媒产业大厦 B 座
	电话（029）81205187　传真（029）81205155　邮编 710061
	http://www.snstp.com
发 行 者	陕西科学技术出版社
	电话（029）81205180　81205178
印　　刷	陕西思维印务有限公司
规　　格	880mm×1230mm　32 开本
印　　张	4.25
字　　数	80 千字
版　　次	2025 年 8 月第 1 版
	2025 年 8 月第 1 次印刷
书　　号	ISBN 978-7-5369-8999-3
定　　价	28.50 元

版权所有　翻印必究

（如有印装质量问题，请与我社发行部联系调换）

拒绝骨质疏松
——骨质疏松教育知识问答

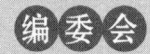

主　编：雷　晨　周晓玲

编　委：李　欣　路晰暄　李　洋　马　霞

　　　　张　慧　程　鑫　毛媛媛　张文秀

　　　　朱嘉鑫　冯景乐

主编简介

雷晨,宁夏医科大学总医院老年医学专业教授,主任医师,硕士研究生导师。宁夏医科大学学科领头人。任中华医学会骨质疏松和骨矿盐学会委员、中华医学会骨质疏松和骨矿盐学会质控委员会委员等。《中华骨质疏松和骨矿盐》杂志编委,主持国家级和自治区级科研课题20余项,发表论文70余篇,获得自治区级及以上奖励7项。

周晓玲,宁夏医科大学总医院教授,主任医师,硕士研究生导师,现任宁夏医科大学总医院肾脏内科副主任。任中华医学会肾脏病学分会全国委员、中华医学会老年医学分会肾脏病学组全国委员、中国研究型医院学会肾脏病学专业委员会常委等。先后主持和主研国省部级及国家级科技项目10余项,国际及国内药物临床实验20余项。获自治区教学成果奖二等奖1项。

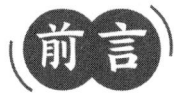

守护骨骼，健康同行

骨骼，作为运动的支架，如同构建桥梁的基石，支撑着我们的生命活动，对生物体的生存和发展至关重要。然而，随着年龄的增长和生活方式的改变，一种悄然无声却又影响深远的疾病——骨质疏松，正逐渐侵蚀着这份坚韧与支撑。为了增进公众对这一疾病的认识，提高患者的生活质量，我们精心编撰了本书，旨在成为读者了解、预防、治疗骨质疏松及自我调护的贴心指南。

骨质疏松，这一术语听起来或许并不陌生，但它背后的复杂性与普遍性却常常被低估。简单来说，骨质疏松是一种以骨量减少、骨组织微结构破坏、骨脆性增加和骨折风险升高为特征的全身性骨骼疾病。它不仅影响骨骼的强度和稳定性，更关乎患者的整体健康与生活质量。

骨质疏松的危害不容小觑，其导致的骨折，尤其是髋部、脊柱和手腕的骨折，往往是老年患者致残、致死的重要原因。随着人口老龄化的加剧，骨质疏松及其并发症已成为全球性的公共卫生问题，其高发病率、高致残率和高医疗费用，给个人、家庭乃至社会带来了沉重的负担。

骨质疏松的发生是多因素综合作用的结果，包括遗传因素、内分泌因素（如雌激素水平下降）、营养因素（钙和维生素D摄入不足）、生活方式（缺乏运动、长期吸烟、饮酒），以及药物使用等。了解这些病因与风险因素，有助于我们更好地预防和管理骨质疏松。

准确的诊断是有效治疗的前提。本书将详细介绍骨质疏松的常用诊断方法，如双能X射线吸收测定法（DXA）测定骨密度、骨转换标志物检测等，并阐述相关的诊断标准和分级系统，帮助患者及医护人员明确病情，制订个性化的治疗方案。

预防永远优于治疗。本书将深入探讨骨质疏松的预防策略，涵盖均衡饮食、适量运动、避免不良生活习惯等多方面内容，鼓励大众从日常做起，构建坚实的骨骼健康防线。

对于已确诊的骨质疏松患者来说，科学合理的治疗至关重要。本书将介绍药物治疗、物理治疗、康复锻炼等多种治疗手段，并强调个体化治疗的重要性，旨在帮助患者减轻症状、延缓病情进展、提高生活质量。

良好的生活方式和细致的调护对于骨质疏松患者的康复至关重要。本书将指导患者如何调整饮食、坚持运动、保持良好的心态，以及如何在日常生活中避免跌倒等意外事件的发生，为患者的全面康复提供了有力的支持。

最后，本书特别强调患者教育的重要性。通过教育，患者可以更好地了解自己的病情，掌握预防和治疗的知识与技能，提高自我管理能力，从而在面对骨质疏松这一挑战时更加从容不迫。我们相信，通过本书的引导与帮助，每一位骨质疏松患者都能走出阴霾，迎接更加健康、美好的生活。让我们携手并进，共同守护骨骼健康，为构建更加和谐、健康的社会贡献力量！

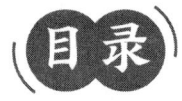

01　什么是骨质疏松症／1

02　什么是原发性骨质疏松症／2

03　什么是继发性骨质疏松症／3

04　什么是特发性骨质疏松症／5

05　骨质疏松症在我国的发病率有何特点／7

06　导致骨质疏松症的原因有哪些／9

07　老年人为什么易患骨质疏松症／12

08　女性为什么比男性易患骨质疏松症／13

09　骨质疏松症与年龄有何关系／15

10　骨质疏松症的主要危害是什么／17

11　骨质疏松症会影响寿命吗／18

12　骨质疏松症患者为什么容易发生骨折／20

13　骨质疏松症可以自行恢复吗／21

14　骨质疏松症可以预防吗／23

15 骨质疏松症会遗传吗 / 24

16 哪些药物可以导致骨质疏松症 / 26

17 如何判断是否得了骨质疏松症 / 27

18 什么方法能够快速检测出骨质疏松症 / 28

19 骨质疏松症的早期症状是什么 / 31

20 骨质疏松症的骨疼痛有什么特点 / 32

21 牙齿松动脱落是骨质疏松症的表现吗 / 34

22 绝经后骨质疏松症有什么表现 / 36

23 老年性骨质疏松症有什么表现 / 38

24 男性骨质疏松症患者有什么表现 / 40

25 骨质疏松症造成的骨折多发生在哪些部位 / 41

26 如何诊断骨质疏松症 / 42

27 诊断骨质疏松症需要做哪些检查 / 43

28 骨密度的测量方法有哪些 / 46

29 如何预防骨质疏松症 / 48

30 如何治疗骨质疏松症 / 50

31 钙在人体中有哪些作用 / 51

32 哪些因素可以调节钙元素 / 52

33 骨中的钙是怎样进行代谢的 / 53

34 骨质疏松症患者每天需要补充多少钙 / 54

35 患了骨质疏松症，补钙时需要注意什么 / 55

36 日常生活中应该如何补钙 / 57

37 各种食物含钙量是多少 / 58

38 只补钙能治疗骨质疏松症吗 / 60

39 打钙针可以治疗骨质疏松症吗 / 62

40 喝骨头汤能补钙吗 / 64

41 补钙会导致肾结石吗 / 65

42 抽筋就是骨质疏松吗 / 67

43 日常生活中需要多少维生素 D / 68

44 户外运动和晒太阳的原则是什么 / 70

45 人体骨的代谢还受哪些微量元素的影响 / 72

46 维生素对骨代谢有何影响 / 76

47 甲状旁腺激素对骨的影响 / 78

48 维生素 D 可以预防骨质疏松症吗 / 80

49 长期卧床的人会患骨质疏松症吗 / 81

50 骨质疏松性骨折快速恢复需要注意什么 / 82

51 哪些生活方式有利于骨折术后康复 / 83

52 哪些运动适合骨质疏松症患者 / 84

53 运动预防骨质疏松症的原理是什么 / 85

54 哪些康复锻炼有利于骨质疏松性骨折的术后恢复 / 87

55 骨质疏松症患者中的哪些人不适合进行运动性治疗 / 88

56 骨质疏松症患者运动时需要注意什么 / 89

57 骨质疏松症患者运动的最佳时间和强度是什么 / 90

58 骨质疏松症患者有哪些运动禁忌 / 91

59 骨质疏松症患者可以饮酒吗 / 92

60 骨质疏松症患者可以喝咖啡吗 / 94

61 骨质疏松症患者可以吸烟吗 / 96

62 骨质疏松症患者应该如何饮茶 / 97

63 治疗骨质疏松症的药物有哪些 / 99

64 常用的抗骨质疏松症药物 / 100

65 中医如何诊断骨质疏松症 / 102

66 中医能够治疗骨质疏松症吗 / 103

67 中医治疗骨质疏松症的原则是什么 / 105

68 中成药能单独用于骨质疏松症的治疗吗 / 107

69 哪些骨质疏松症患者适合中医药治疗 / 109

70 中医药可以治疗骨质疏松症吗 / 110

71 骨质疏松症中医辨证分型 / 111

72 骨质疏松性骨折患者使用中成药有何获益 / 112

73 如何防治老年性骨质疏松症 / 113

74 跌倒的主要原因是什么 / 115

75 老年人如何防止跌倒 / 117

01 什么是骨质疏松症

骨质疏松症是一种因骨量减少、骨组织改变而引起骨的脆性增加、强度下降，在无创伤或轻度创伤情况下，容易出现骨折的全身性疾病。一般将骨质疏松症分为原发性和继发性2种，其中原发性又分为绝经后骨质疏松症和老年性骨质疏松症。

02 什么是原发性骨质疏松症

原发性骨质疏松症是指随着年龄增加或女性绝经期的到来，骨矿物质和骨基质逐渐减少，骨的正常能力发生变化，骨折风险明显增加的一类疾病。

原发性骨质疏松症分为两类，一类是绝经后骨质疏松症（也称为Ⅰ型原发性骨质疏松症），另一类是老年性或增龄性骨质疏松症（也称为Ⅱ型原发性骨质疏松症）。原发性骨质疏松症多见于绝经后妇女和70岁以上的老年人。

03 什么是继发性骨质疏松症

继发性骨质疏松症是指由于疾病或药物等原因引起的骨量减少的骨质疏松症,占骨质疏松症发病总数的10%~15%。那么,能引起继发性骨质疏松症的疾病有哪些呢?

(1)内分泌性疾病:甲状腺功能亢进、甲状旁腺功能亢进、肾上腺皮质功能亢进、垂体瘤、糖尿病等。

(2)性腺功能低下疾病:卵巢功能早衰、早绝经、卵巢切除、促性腺激素减少、高催乳素血症、闭经、无排卵月经、黄体期短、神经性厌食症、勃起功能障碍等。

（3）消化道疾病：胃酸缺乏、胃大部切除、肠切除、慢性阻塞性黄疸、慢性胰腺炎、慢性腹泻、吸收不良综合征、乳糖酶缺乏症等。

（4）营养缺乏性疾病：蛋白质、维生素D、维生素C、钙、磷、镁等常量元素及其他微量元素长期摄入不足。

（5）肝、肾功能不全（病毒性肝炎、酒精中毒、肾性骨病），结缔组织疾病（类风湿性关节炎、系统性红斑狼疮），肿瘤（多发性骨髓瘤、骨转移癌、白血病、淋巴瘤）等疾病。

（6）医源性疾病：糖皮质激素、肝素、抗癫痫药、含铅抗酸剂等药物的长期应用。

（7）废用性疾病：瘫痪，因疾病、手术、骨折造成的长时间卧床等。宇航员长期处于失重状态也可导致骨质疏松症。

（8）先天性或遗传性代谢性疾病：成骨不全症、高胱氨酸尿症、低磷酸酶血症、马方综合征等。

（9）长期过量吸烟、酗酒也可导致骨质疏松症。

04 什么是特发性骨质疏松症

特发性骨质疏松症是指排除任何原因引起的骨质疏松症。

主要诊断依据：发病时骨质疏松症患者的骨量显著低于同龄、同性别的正常人的骨量。

特发性骨质疏松症分为2种：青少年型特发性骨质疏松症和成人型特发性骨质疏松症。青少年型特发性骨质疏松症多发生在8~15岁的青少年，主要表现为突然骨痛，受到轻微创伤即可引起骨折。年龄小的儿童可出现走路动作异常或者拒绝行走。X线检查可见椎体严重压缩的征象。成人型特发性骨质疏松症多发生在45岁以下的成人,主要表现为腰背疼痛,疼痛的程度与骨质疏松的进展程度有关。可引起脊柱骨折,且发生骨折以后愈合较慢。有少数患者可出现弯腰驼背的畸形症状。骨密度、骨定量CT(QCT)及X线检查可以发现骨质疏松。

05 骨质疏松症在我国的发病率有何特点

我国现在已经进入老龄化国家的行列，随着人口的日益老龄化，骨质疏松症的发病率也在同步增长。目前我国有骨质疏松症患者近1亿人，预计2050年将激增至2亿多人。

骨质疏松症的发病与性别、年龄、种族、地区、饮食习惯等因素有关。

人类的骨量在儿童期和青少年期迅速上升，35岁达到高峰，然后开始减少。一般以每年1%的速度递减，骨骼的密度及强度均下降。80岁时，人体的骨量是骨量高峰时的一半，因此70岁以上的人一般都患有骨质疏松症。

骨质疏松症的发病率在性别上有很大的差异，女性骨质疏松症的发病率不仅比男性高，而且出现得也比男性早。女性绝经后便会出现骨量丢失的情况，骨量以每年3%~5%的速度减少。

骨质疏松症的发病率在地理分布上有所不同，在气候较冷的地区，骨质疏松症的发病率比气候温暖地区的高，城市居民比农村及山区居民高，高原地区比沿海地区高。

酗酒、嗜烟、长期过量饮用咖啡，以及节食、挑食、体育锻炼少等因素，也会导致骨质疏松症的发生。

06 导致骨质疏松症的原因有哪些

骨质疏松症是一种全身性的复杂的疾病，发病的原因既有内因，也有外因。前者包括骨量减少、骨的修复能力不足、骨骼强度下降等；后者主要与慢性劳损、创伤等有关，也与生活习惯等有关。

在造成骨质疏松症的许多因素中，现在已经明确的有遗传因素、内分泌因素、营养因素、废用因素、阳光照射情况、体重及免疫因素等。那么，它们是如何导致骨质疏松症的呢？

1）内分泌因素

内分泌激素中的雌激素、甲状旁腺激素、降钙素、甲状腺激素、活性维生素D、性激素、皮质类固醇激素及生长激素等，均可以导致骨质疏松症。

2）营养因素

蛋白质、钙、磷、镁、维生素C、维生素D，以及微量元素氟、锌等，与骨的代谢有着密切的关系，它们有的参与骨的构成，有的作用于骨的代谢过程。

3）废用因素

正常情况下，人体的骨骼坚硬，肌肉发达。经常锻炼的人的骨骼会更加强健。而老年人由于活动量减少，容易导致骨吸收大于骨形成，造成骨质疏松症。

4）疾病因素

一些疾病如甲状旁腺功能亢进、甲状腺功能亢进、糖尿病、肝肾疾病、类风湿性关节炎、免疫功能低下性疾病，以及长期使用皮质激素和抗癫痫药物，也可以引起骨质疏松症。

5）体重因素

骨量多少与体重有关，体重越重，骨骼越发达。

体重重的人比体重轻的人发生骨质疏松症的概率低。

6）阳光照射情况

经常从事户外体力劳动或户外活动的人发生骨质疏松症的概率明显较低，这与劳动锻炼有关，但接受日光照射量相应较大也是主要原因。

07 老年人为什么易患骨质疏松症

一般人在35岁时达到骨量峰值,也就是说这个时候人的骨骼最结实。从35岁起,随着年龄的增加,机体内多个器官的功能呈逐渐减退的趋势,骨形成开始减少,骨吸收加快。同时,老年人的消化功能逐渐退化,吸收功能变差,造成蛋白质、钙、磷、维生素D和维生素C等营养物质供应不足,直接影响了骨形成;老年人的运动能力开始减退,活动量减少,此时骨骼的生成受到抑制,骨吸收增加;老年人患有的其他慢性疾病,加重了机体的负担,代谢功能受到影响。以上原因综合影响老年人的骨质形成,使老年人更容易患骨质疏松症。

08 女性为什么比男性易患骨质疏松症

男性和女性在生理上的差别，在于内分泌系统的不同，从而使男女在体格、心理等各方面产生差异。与男性相比，女性体格更矮小，骨骼中的松质骨较多，柔韧性较大，体积较小。从总体上说，女性全骨的骨含量较男性低20%左右。

女性体内的骨量明显与雌激素的分泌有关。女性在雌激素分泌旺盛的青春期，骨量会明显增加；在青春期后，骨丢失率与男性相同；在围绝经期，雌激素分泌明显减少，机体内分泌系统发生紊乱，一方面使体内蛋白质的合成减少，另一方面使骨骼中成骨细胞对甲状旁腺激素的敏感性增加，从而加速了骨量的丢失。

女性绝经后，每年的骨丢失量比青春期增加 2‰~3‰。在绝经后的 20 年间，骨量丢失的总量可以达到 20%~30%。在此期间，骨丢失的速度也不一致：绝经后的前 10 年内骨量丢失率是后 10 年的 4 倍，此后骨丢失的速度减慢，70 岁以后又与男性大体相同。男性由于雄激素在 55 岁以后才开始缓慢减退，加之男性在青春期受雄激素的影响，骨骼健壮，肌肉发达，骨的含量比女性高，因此虽然在大致相同的年龄开始骨量减退，但骨含量的基础却不一样。由于绝经加快了骨量减少的速度，女性更早出现骨质疏松症，且发病率比男性高出 2~6 倍，程度也重得多。

女性进入中老年后，如果饮食中钙的摄入量减少，蛋白质的摄入量不足，导致体内骨骼代谢所需的钙和蛋白质减少，加之运动量相对减少，日照不足，降低了对骨骼和肌肉应有的刺激，因此较男性更容易患骨质疏松症。

09 骨质疏松症与年龄有何关系

年龄是影响人体骨矿物质含量的主要因素之一。在人的一生中,骨组织在不断地更新,老的骨组织不断被吸收,新的骨组织不断形成。骨量随年龄的变化有一定规律可循。

人从出生到 20 岁,骨矿物质含量会随着年龄增长不断增加,骨组织的形成速度快于吸收速度,骨的有机成分逐渐减少,而骨矿物质含量不断增加,使骨骼逐渐变得致密、坚硬。这一时期称为骨量增长期,骨量年增长率为 1.9%~2.2%,且男性快于女性。

20~30岁间，骨吸收与骨形成趋于平衡，骨量增长逐渐减缓，这一时期称为骨量缓慢增长期，骨量年增长率为0.5%~1%。

30~40岁间，骨量达到一生中的峰值，并维持相对稳定，称为骨量相对稳定期，可维持5~10年。

女性40~49岁间、男性40~64岁间，骨量开始缓慢减少，称为骨量丢失前期。

女性50岁以后的5~10年内，特别是妇女绝经期以后，血中雌激素、降钙素、维生素D的活性代谢产物浓度下降，甲状旁腺激素分泌增多，以致骨量急剧流失，年骨量丢失率可达1.5%~2.5%，甚至更高，称为骨量快速丢失期。在此期间，男性不存在骨量快速丢失的现象。此后，随着年龄的增长，女性骨量的丢失又趋于缓慢，一般年骨量丢失率为0.5%~1.0%，与女性绝经期前水平相当，骨变得越来越脆弱，称为骨量缓慢丢失期。

10 骨质疏松症的主要危害是什么

骨质疏松症不仅会影响骨骼的正常代谢，影响老年人的活动能力，还会影响老年人的生活质量。严重的骨质疏松症很容易引发各部位的病理性骨折。骨质疏松症患者一旦发生骨折，不仅治疗困难，而且不容易愈合，可能会导致患者出现严重残疾，需要长期卧床休息。这又会引起其他疾病，如压疮、尿路感染和肺炎等，不仅降低了骨质疏松症患者的生活质量，而且可能威胁患者的生命。

11 骨质疏松症会影响寿命吗

骨质疏松症本身不会直接影响寿命,但是骨质疏松症可能通过增加骨折风险(尤其是髋部、脊柱和腕部骨折)间接影响患者的生存质量和长期健康。有研究显示,髋部骨折后1年内的死亡率可达15%~30%,主要由长期卧床引发的感染(如肺炎)、血栓或术后并发症,多次骨折会进一步降低活动能力,增加并发症风险。而骨折后行动受限可能导致肌肉萎缩、平衡能力减退,增加再次跌倒和骨折的风险,若患者已有心血管疾病、糖尿病等慢性疾病,长期卧床或活动减少可能加重这些慢性疾病的病情。虽然骨质疏松症在出现严重骨折时可以通过并发症间接影响生存期,但其关键在于早期诊断、规范治疗和预防骨折,因此建议对 50 岁以上高危人群(如绝经后女性、长期使用激素者)定期筛查骨密度。

12 骨质疏松症患者为什么容易发生骨折

骨质疏松症患者容易发生骨折的原因主要有2个：一个是外因，主要是跌倒。老年人随着器官功能的减退，发生跌倒的概率增加，从而增加发生骨折的概率。另一个是内因，主要是患骨质疏松症之后，骨质变脆，一旦受到外力作用很容易发生骨折。

13 骨质疏松症可以自行恢复吗

要想弄清楚骨质疏松症是否可以自行恢复，就要弄清楚骨质疏松症的发生原理，骨质疏松症的核心是骨吸收（破骨细胞活性）大于骨形成（成骨细胞活性）。年龄增长、绝经后雌激素下降等因素会加速这一失衡，导致持续骨量流失，当骨小梁（骨内部支撑结构）断裂，通常无法再生，导致骨强度永久性下降。人们在35岁后骨量自然减少，绝经后女性因雌激素骤降，骨流失速度可达每年2%~3%，因此骨质疏松症不会自行恢复，需要通过治疗和调整生活方式来改善骨质，或减慢骨代谢的速度。骨量减少阶段可以通过补钙、维生素 D，抗阻运动等方式，延缓或阻止其进展为骨质疏松症。骨质疏松症患者无法自愈，但可以通过"规范治疗＋生活方式干预"，有效控制病情，降低骨折风险，甚至部分恢复骨密度，而且越早干预，效果越好，因此建议 50 岁以上女性、70 岁以上男性及高危人群（如长期用激素者）定期筛查骨密度，及时就医，及时干预，尽早减慢骨衰老速度。

14 骨质疏松症可以预防吗

骨质疏松症是可以预防的。骨质疏松症的预防不是在发生之后进行,而是需要更早地进行才能达到理想的效果,甚至需要在青年时期就进行骨总量的累积,为年龄增长后的骨量丢失做好准备。

15 骨质疏松症会遗传吗

多项研究表明,骨质疏松症具有一定的遗传倾向。遗传尽管不能影响个体骨量的丢失速度,但能决定一个人骨骼的大小、重量及峰值骨量。峰值骨量是人一生中骨矿物质含量最高的时期。正常情况下,骨骼体积较大且体重较重的年轻人与峰值骨量较低的人相比,虽然两者的骨量丢失速度相同,但到老年时前者保留的骨量较多,发生骨质疏松症的时间就较晚,甚至不发生。

家族中有骨质疏松症及因骨质疏松症骨折

的人，其兄弟姐妹或子孙后代患骨质疏松症的可能性比没有家族史的人高得多。

虽然遗传因素对骨质疏松有重要影响，但环境因素同样不可忽视。如长期的不良生活习惯，包括吸烟、过量饮酒、缺乏运动、日照不足等。都会增加骨质疏松的风险。所以，即使没有骨质疏松的家族遗传背景，不良的生活方式和疾病因素也会导致骨质疏松。相反，有家族遗传倾向的人，通过改善生活方式和积极治疗相关疾病，也能降低发生风险。

16 哪些药物可以导致骨质疏松症

最常引起骨质疏松症的药物是糖皮质激素（地塞米松、泼尼松、可的松等），在类风湿疾病、肾脏疾病中常被用到，长期使用后会引起严重的继发性骨质疏松症。另外，抗肿瘤药物（来曲唑）、抗癫痫药物、利尿药等，也会使骨质流失，导致骨质疏松症。

17 如何判断是否得了骨质疏松症

骨质疏松症是一种长期的慢性代谢性疾病，一般没有任何症状，即使骨量丢失极多也不容易被察觉，因此建议高危人群定期进行体检。如果有一些不舒适的感觉，需要及时进行检查，以明确诊断。出现腰酸、背痛、腿部抽筋、弯腰驼背、身高缩短，以及骨折时，需及时就诊，及早发现骨质疏松症。早期诊断骨质疏松症最好的办法是使用骨密度仪或者定量CT进行测量。如果采用X线，只有在骨量丢失超过30%时才能被发现。

18 什么方法能够快速检测出骨质疏松症

国际骨质疏松症基金会（IOF）发布了一套简单的一分钟测试题，能够帮助人们初步判断是否有骨质疏松。

1）不可控因素

（1）父母曾被诊断有骨质疏松或曾在轻摔后骨折？

（2）父母中至少有一人驼背？

（3）实际年龄超过了40岁？

（4）是否成年后因为轻摔发生骨折？

（5）是否经常摔倒（去年超过1次）或

因为身体较虚弱而担心摔倒？

（6）40岁后的身高是否减少超过3cm？

（7）是否体质量过轻？（BMI值＜19kg/m²）

（8）是否曾服用类固醇激素（可的松、泼尼松等）连续超过3个月？（可的松通常用于治疗哮喘、类风湿关节炎和某些炎性疾病）

（9）是否患有类风湿性关节炎？

（10）是否被诊断出有甲状腺功能亢进或甲状旁腺功能亢进、1型糖尿病、克罗恩病或乳糜泻等胃肠疾病或营养不良？

（11）（女士回答）是否在45岁或之前就停经？

（12）（女士回答）除了怀孕、绝经或子宫切除外，是否曾停经超过12个月？

（13）（女士回答）是否在50岁前切除卵巢且没有服用雌/孕激素补充剂？

（14）（男士回答）是否出现过阳痿、性欲减退或其他雄激素水平过低的相关症状？

2）生活方式

是否经常大量饮酒（每天饮用超过2U的乙醇，

相当于啤酒500g、葡萄酒150g或烈性酒50g)？

3）可控因素

（1）目前习惯吸烟或曾经吸烟？

（2）每天运动量少于30min（包括做家务、走路和跑步等）？

（3）是否不能食用乳制品又没有服用钙片？

（4）每天户外活动时间是否少于10min且没有服用维生素D？

4）结果判断

上述问题只要其中有一题回答结果为"是"即为阳性，提示存在患骨质疏松症的风险，建议进行骨密度检查或FRAX®风险评估。

注：FRAX®（骨折风险评估工具）是一种用于评估个体未来10年内发生骨质疏松性骨折（如髋部、脊柱、前臂或肩部骨折）概率的工具。

19 骨质疏松症的早期症状是什么

骨质疏松症患者往往没有症状,只有在查体发现腰椎或胸椎的压缩性骨折时才发现患有骨质疏松症。骨质疏松症的早期症状主要表现为疼痛,可以表现为周身疼痛,尤其是腰背部疼痛。骨质疏松症患者的疼痛是持续性的,一般与骨质疏松症的程度有关,在疼痛严重时可以出现活动障碍,甚至导致肌肉萎缩,同时会出现弯腰驼背、身高缩短、全身乏力、不耐久立等情况。

20 骨质疏松症的骨疼痛有什么特点

骨质疏松症的发生与激素调控（主要为雌激素、甲状旁腺激素、降钙素和活性维生素D）、营养状态（钙、磷、蛋白质和脂肪等）、物理因素（运动、日光）、免疫功能和遗传等因素密切相关。

骨疼痛不一定在骨质疏松症的早期出现，绝大多数患者的骨疼痛出现于疾病中后期。骨疼痛的主要原因归纳为：①在骨转换过程中，由于骨吸收增加，骨小梁被破坏，骨膜下皮质骨被破坏，破骨细胞溶骨所致，以夜间痛为主要表现；②机械应力造成的微骨折，以劳累后疼痛为主要表现；③骨骼畸形所致的肌肉、韧带受力异常，骨质疏松症患者活动时，腰背部肌肉长期处于紧张状态，造成腰背部肌肉疲劳、痉挛而疼痛；④严重的低骨量，长期卧床、制动所致；⑤脆性骨折所致，通常出现在轻微外伤后。

在骨痛患者中男性数量低于女性，可能原因为：①男性痛阈较高，加之男性性格使其不愿意表达疼痛，以及对自身的关心程度比女性低，导致男性因疼痛就诊的比例较低；②男性患骨质疏松症的比例较女性低。

21 牙齿松动脱落是骨质疏松症的表现吗

老年人牙齿松动脱落的主要原因是牙槽骨的骨质疏松。牙槽骨出现骨质疏松与全身骨质疏松有关，全身存在骨质疏松的患者也会有牙槽骨的骨质疏松，而且全身骨质疏松越严重，牙槽骨的骨质疏松也就越严重。绝经后妇女患全身性骨质疏松症时，其颌骨也会出现骨质疏松，牙齿易松动、脱落。随着年龄的增加，下颌骨的骨密度越来越低，因此全身骨质疏松者应注意下颌骨的骨质疏松。可以通过 X 线片诊断牙槽骨是否存在骨质疏松。牙周炎患者局部存在许多影响骨代谢的炎症介质,如前列腺素、白细胞介素-1、肿瘤坏死因子、白三烯等,可以加速患者牙槽骨的骨质疏松,因此牙周炎患者应及时治疗,防止骨质疏松症的发生或加重。

22 绝经后骨质疏松症有什么表现

绝经后骨质疏松症是一种与雌激素缺乏密切相关的疾病，是由于骨量减少、骨组织微结构被破坏，骨脆性增加和易发生骨折的代谢性骨病。平时可以表现为以下3种症状：

（1）疼痛和肌无力。轻者可以没有任何不适感觉，较重者常诉腰背疼痛或全身骨痛。骨疼痛通常为弥漫性，无固定部位，检查无明确压痛区（点）。劳累或活动后加重，负重能力下降或不能负重，四肢骨折或髋部骨折后肢体活动明显受限，局部疼痛加重，有畸形或骨折阳性体征。

（2）身高缩短。身高缩短常见于椎体压缩性骨折，可以是单一椎体发生，也可以是多椎体发生。出现胸椎压缩性骨折时常伴随胸廓畸形，可出现胸闷、气短、呼吸困难，甚至发绀；还可出现肺活量下降，极易并发上呼吸道和肺部感染。胸廓严重畸形会导致心排血量下降，使心血管功能出现障碍。有的患者可以出现身高变矮、驼背，部分患者还可有神经压迫症状和体征，但是较为少见。

（3）部分患者出现骨折。比如出现轻微活动或轻微创伤就发生骨折，骨折多发部位为椎体、髋部和前臂。其中，椎体压缩性骨折多见于绝经后骨质疏松症，髋部骨折多见于老年性骨质疏松症。

23 老年性骨质疏松症有什么表现

老年性骨质疏松症又称为Ⅱ型骨质疏松症，好发于绝经后5~10年的女性和70岁以上的男性，且女性的发病率为男性的2倍。骨丢失可发生在小梁骨和皮质骨，是与年龄相关的骨丢失。人类脊柱与年龄相关的骨丢失始于40~50岁，男性和女性骨丢失的速度相似，四肢骨每年丢失0.3%~0.6%，脊柱每年丢失0.8%~1.2%。

老年性骨质疏松症引发的骨折多发生在脊椎和髋部。其中，腰背疼痛最为常见，占

70%~80%，疼痛由脊柱向两侧扩散，久坐久立时疼痛明显加重，仰卧或坐位时疼痛减轻，可出现胸腰压缩性骨折；也可产生急性疼痛，在相应部位脊柱棘突有强烈压缩痛，一般2~3周后可逐渐减轻，但会转为慢性腰痛；还可伴有身高缩短和驼背，这也是老年性骨质疏松症的重要临床症状。

正常人有24节椎体，每个椎体高度约为2cm，老年性骨质疏松症患者的每个椎体缩短约2mm，身高缩短3~6cm。骨折是老年性骨质疏松症常见的表现，也是老年性骨质疏松症最严重的并发症。调查结果显示，北京地区50岁以上女性腰椎骨折患病率为15.0%，80岁以上女性腰椎骨折患病率为36.6%。髋部骨折的发病率会随着年龄的增长而明显增高。

24 男性骨质疏松症患者有什么表现

男性骨质疏松症患者多见于60岁以上的男性，可有腰痛或四肢关节疼痛；也可有四肢无力、疲劳感，以及体型改变、身高变矮、驼背等症状。男性出现骨质疏松症可能与过度饮酒、吸烟和缺少运动等不良生活习惯有关。男性骨质疏松症患者在轻微外力作用下就可能发生腕部、脊椎或髋部骨折，其中髋部骨折的发生率高于脊椎骨折和腕部骨折。髋部骨折包括股骨颈骨折和股骨粗隆间骨折。

25 骨质疏松症造成的骨折多发生在哪些部位

骨质疏松症虽然涉及整个骨骼系统,但是骨质疏松性骨折多见于易受碰撞和负重较多的部位,如肋骨、椎骨、髋骨、股骨和桡骨。其中,肋骨骨折最多见,但对全身功能的影响不大,临床重要性不如其他部位的骨折。其次是脊椎的压缩性骨折。脊椎主要是松质骨,松质骨的骨吸收比密质骨早,又是承受身体重量的主要部位,容易受经常性的压迫,虽无外伤,仍易出现压缩性骨折,引起疼痛及身高变矮或驼背,但常未引起患者重视。

26 如何诊断骨质疏松症

骨质疏松症需要依靠临床症状、影像学及生化指标等综合分析判断方能确诊。①常规 X 线摄片不仅可以发现骨病变，而且可以帮助判断骨密度，是必不可少的诊断手段之一。②骨密度的测量可以反映骨量的变化，是现阶段诊断骨质疏松症的主要检查方法，但存在一定的局限性。③未来将采用定量 CT（QCT）进行骨质疏松症的诊断，QCT 能够更准确地诊断，也能更好地推广该诊断方法。④血生化检查包括对血液、尿液中的矿物质及某些生化指标的测定，对骨质疏松症与其他疾病的鉴别诊断及用药有很高的参考价值。

27 诊断骨质疏松症需要做哪些检查

1) 生化检查

测定血液、尿液中的矿物质及某些生化指标有助于判断骨代谢状态及骨更新率的快慢,对骨质疏松症的鉴别诊断有重要意义。

(1) 骨形成指标:血清碱性磷酸酶(ALP)、血清骨钙素(BGP)、血清Ⅰ型前胶原羧基末端(C端)前肽(PICP)、Ⅰ型前胶原氨基末端(N端)前肽(PINP)、基质金属蛋白酶(MMPs)等。

(2) 骨吸收指标:①尿羟脯氨酸(HYP);

②尿羟赖氨酸糖苷；③血浆抗酒石酸酸性磷酸酶；④尿中胶原吡啶交联（PYD）或Ⅰ型胶原交联N末端肽（NTX）等。

（3）血液、尿液中骨矿成分的检测：①血清总钙；②血清无机磷；③血清镁；④尿钙、磷、镁的测定。

2）骨矿密度（BMD）测量

骨质疏松症有30%~50%的患者无明显骨痛、肌痛或腰背痛等症状，生化指标变化多不显著，因此骨密度检测成为研究和诊断骨质疏松症的重要客观依据。骨密度检测是应用仪器对骨骼中的矿物质进行测量和定量分析，以BMD代表骨量，对早期诊断骨质疏松症、预测骨折危险性及评估疗效均有着十分重要的意义。BMD测量虽然为骨质疏松症的诊断和研究带来了重大进步，但它不能完全反映骨的生物力学特性、抗骨折能力及骨转换情况，不能鉴别骨量减少的原因，容易受体重、骨质增生等因素的干扰而影响骨量的评估及骨折预测，诊断时还需要结合临床症状、实验室检查和影像学检查等进行综合判定。

3）X线检查

早期骨质疏松症很难用 X 线直接发现，但基层医院受检测仪器条件的限制，使用 X 线仍不失为一种较普及的检查方法。但该方法只能定性，不能定量，且不够灵敏。骨质疏松症 X 线表现为骨皮质变薄、骨小梁减少或消失、骨小梁间隙增宽、骨结构模糊、椎体双凹变形或前缘塌陷呈楔形变；脊椎骨的横行骨小梁常减少、变细或消失，纵行骨小梁变化明显，椎体可因压缩骨折而呈楔形，或因椎间盘膨出而呈双凹形。测量第二掌骨干中点处的骨干横径（D）和同一平面的髓腔横径（d）后可算出各种主要指数，其中掌骨皮质厚度（$D-d$）及掌骨指数（$D-d/D$）较有实用价值。

4）定量CT（QCT）

QCT 用于骨密度测定，具有很高的分辨率，有独特的优点，未来将是主要的诊断方法。

28 骨密度的测量方法有哪些

常用检测方法包括：

（1）单光子骨密度仪检测。这是国内最早和最常用的骨矿定量测定方法。单光子骨矿分析仪通常检测部位为桡骨和尺骨远端1/3处，测定方法简单、易操作、价廉。但不能直接检测腰椎和股骨颈易发生骨折的部位，只能检测前臂远端，可因每次测量定位不准确而影响准确度的可比性，其精确度也不如双能X线骨密度仪。由于受骨质增生等情况的影响，其假阳性率较高。

（2）双能X线骨密度仪检测。这是目前国内临床检查推荐的普遍适用方法。它可以检测全身骨密度，特别是腰椎和股骨颈部位，自动定量分析，骨钙丢失2%即可检测出。临床检测常做的部位是腰椎（L2~L4）。股骨测量3个部位，即股骨颈、瓦氏三角区（WARDS区）和大转子。

（3）超声骨密度仪检测。目前临床应用的超声骨密度仪可测量足部跟骨，利用超声原理测量骨密度。由于跟骨主要为疏松骨，通过对该部位的检测，可反映出有无骨质疏松。该仪器体积较小，便于携带，操作简单。

（4）定量CT（QCT）和核磁共振（MRI）检测。用于骨密度的测定，均具有很高的分辨率，有其独特的优点，将是未来主要的诊断方法。

29 如何预防骨质疏松症

虽然骨质疏松症随着年龄的增长不可避免,但并不是不可预防。下面就如何减少骨量丢失进行说明:

(1)从儿童和青少年时期开始,注意合理搭配膳食,多食用鱼、虾、牛奶等高钙食品。

(2)进行适当运动。

(3)尽量摆脱"危险因子",不吸烟、不酗酒,少喝咖啡、浓茶及碳酸饮料。

(4)需要长时间补充钙剂和服用活性的维生素 D 药物。

（5）对有遗传倾向的高危人群进行重点随访，早期防治。

（6）中年人，尤其是绝经后的妇女，应定期进行骨密度检查。

30 如何治疗骨质疏松症

骨质疏松症除了预防以外，一旦确诊就需要进行治疗，而且需要早期治疗、终身治疗。现代医学资料证明，钙剂和活性维生素 D 类药物治疗是预防和治疗骨质疏松症的基础手段，在基础治疗的基础上再加用其他药物进行综合治疗。但不论怎样，都需要进行基础治疗，也就是钙剂和活性维生素 D 的治疗方法。在确诊为原发性骨质疏松症之后，患者还应在医院专科医生的指导下进行更为专业的治疗。

31 钙在人体中有哪些作用

钙是自然界中重要的矿物质,除了是构成人体骨矿物质的重要成分外,也是对血液凝固、肌肉收缩与舒张,特别是对心肌收缩起重要作用的、必不可少的物质基础。钙离子还可以调节多种酶的活性,对多种激素的分泌与酸碱平衡起调节作用。

32 哪些因素可以调节钙元素

钙代谢主要受降钙素、甲状旁腺激素和活性维生素D的调节，同时又受到其他因素，如生长激素、性激素、肾上腺皮质激素和甲状腺激素等的影响。钙元素的调节是动态平衡过程，需通过饮食、激素、生活方式等多维度干预，每日保证充足摄入（成人每日1000~1200mg钙），优化吸收条件（维生素D、酸性环境），减少流失（限盐、控蛋白、避免药物干扰），可以保证钙量充足。因此建议定期体检，针对性地调整方案，预防骨质疏松及与钙代谢紊乱相关的疾病。

33 骨中的钙是怎样进行代谢的

人体中含量最多的矿物质就是钙,它的总重量占体重的1.5%~2%。成人体内钙的含量为1000~1200g。人体中99%的钙集中在骨骼和牙齿中,只有1%左右分布在其他组织中。在正常情况下,骨骼不断进行钙的交换,旧骨中的钙不断被释放进入血液循环,肠道吸收的钙与肾脏重吸收的钙又不断沉积形成新骨,从而维持钙代谢的平衡。钙的主要来源是食物,通过小肠吸收,一般每日摄入的钙只有10%~35%被吸收,未被吸收的钙从粪便中排出体外。吸收的钙主要通过肾脏排泄,部分可被肾脏重新吸收。

34 骨质疏松症患者每天需要补充多少钙

我国营养学会规定，成人每日钙推荐摄入量为800~1000mg（元素钙量）。这是可以获得理想骨峰值、维护骨骼健康的适宜剂量，如果饮食中钙供给不足可选用钙剂补充。绝经后妇女和老年人每日钙推荐摄入量为1000mg。我国老年人平均每日从饮食中获得的钙量为200~400mg，故平均每日应补充的元素钙量为500~600mg。钙可减缓骨丢失，改善骨矿化，用于治疗骨质疏松症时，应与其他药物联合使用。目前尚无充分证据表明单纯补钙可以替代其他抗骨质疏松症药物治疗。

35 患了骨质疏松症，补钙时需要注意什么

补钙时需要注意钙与食物、钙与药物等方面的影响，主要表现在以下2个方面：

1) 饮食禁忌

（1）钙剂禁止与牛奶同服。钙剂与牛奶混合后易形成奶块，既不利于消化，又不利于钙、奶的吸收。

（2）钙剂忌与草酸含量高的食物同服。因草酸进入人体后，大部分与钙离子结合，形成难溶性钙盐，从而不易被吸收。补钙期间大量食用含草酸的菠菜、番茄、芦荟、浓茶、油菜、

草莓、核桃、土豆等食物,容易形成结石。

(3)牛奶不宜与巧克力同时食用。牛奶和巧克力都是高级营养品,若同时食用,不但毫无益处,反而有害健康。牛奶中富含蛋白质和钙质,巧克力被誉为能量食品,但含有草酸,若两者同食,牛奶中的钙与巧克力中的草酸会结合成草酸钙,影响钙的吸收;若长期同时食用,可造成头发干枯、腹泻,出现缺钙和生长发育缓慢等现象。但间隔食用无妨。

2)药物禁忌

(1)钙剂慎与洋地黄合用。因钙剂能增加洋地黄制剂(如地高辛、毛花苷C)的毒性,故二者合用应慎重。必须合用时,应减少洋地黄的剂量。

(2)钙剂忌与四环素类药物同服。钙离子与四环素类药物(如四环素、土霉素等)会结合成络合物,减少药物吸收,降低疗效。

36 日常生活中应该如何补钙

补钙是防治骨质疏松症的必要途径。那么,怎样才能更合理地补钙呢?人体补钙有以下几种方式:①食用含钙量较高的食物,如牛奶、豆类制品、新鲜蔬菜等。②注意食物的合理搭配,不仅要摄入钙,还要摄入磷、蛋白质、维生素、微量元素等。③吃钙强化食品。钙强化食品是人工在某些食品中加入大量钙成分,使这种食品成为高钙食品,作为治疗骨质疏松症的补钙食品。④服用补钙药物。这是治疗骨质疏松症常用的方法,可根据骨质疏松症的病因、病情选择不同类型的补钙药物。

37 各种食物含钙量是多少

常用膳食钙含量

食物类别	食物	重量/容量	含钙量/mg
奶类及奶制品类	牛奶	250mL	250
	奶粉（全脂）	30g	203
	酸奶	125g	94
	乳酪	150g	230
豆类及豆制品类	豆腐	100g	164
	黄豆（生）	100g	308
	豆腐干	100g	308
蔬菜类	苜蓿	100g	713
	丝瓜	100g	191
五谷类	大米	100g	13

续表

食物类别	食物	重量/容量	含钙量/mg
鱼肉蛋类	牛肉	100g	9
	猪肉	100g	6
	鸡肉	100g	9
	蛋	60g	35
	鳊鱼	100g	89
	黄鱼	100g	53
	河虾	100g	991
	连骨沙丁鱼罐头	48g	200
坚果类	花生仁	100g	39
	白果	100g	54
	莲子干	100g	97
	山核桃	100g	133

38 只补钙能治疗骨质疏松症吗

认为补钙就能够治疗骨质疏松症是广泛的错误认识之一。实际上，补钙确实能对骨质疏松症的预防和治疗起到相当重要的作用，因为骨质疏松症主要是由于骨的钙代谢紊乱，或者是由于某种原因造成的钙代谢过快，或者是由于某种原因造成的钙吸收缓慢，但归根结底都与钙有关。同时，从我国居民的饮食结构来看，确实存在钙摄入量不足的情况。一般正常成人钙的摄入量不少于1000mg/d，妊娠期妇女需达到15mg/（kg·d），绝经后妇女每日钙摄入量需达到1000~1200mg，而我国居民每日平均钙摄入量仅为400~500mg，远低于营养专家制定的标准，所以补足钙摄入量是正确的。但是，对于已患骨质疏松症的人群，单纯地补充钙剂治疗骨质疏松症是不正确的：没有找到钙丢失的真正原因，仅盲目地补充原料，虽可起到一定的治疗作用，但随着原发病因的加重，最终会导致"入不敷出"，逐渐加重病情。所以在骨质疏松症的治疗中，要找到钙丢失过快和钙吸收缓慢的真正原因，从根本原因入手进行治疗，才能起到真正的防治作用。

39 打钙针可以治疗骨质疏松症吗

在临床上，打钙针主要用于治疗低钙血症，也就是说在血钙低到需要注射钙剂的时候才使用，而且一般不会使用太长时间。原因是钙离子参与心肌收缩，血液中的钙离子过多会对心脏造成严重毒性，甚至会造成心脏停搏。因各种原因导致血液中的钙离子减少到食物中的钙摄入量不足以补充时，机体就会把骨钙转化为离子钙来补充血钙。这是一个较为缓慢的过程，其中存在着众多新陈代谢活动。当骨钙由于某种原因代谢过快时（例如绝经后雌激素分泌减少），血液中的钙离子一过性增高，再经过一系列新陈代谢，血液中的钙离子含量降低，最终恢复平衡状态，但在此过程中，钙不会完全被重吸收回骨内，而是排出体外，导致骨钙逐渐丢失，造成骨质疏松。骨质疏松症的发病是一个较长期的过程，在此过程中，短期的补充钙剂起不到治疗作用，长期补充钙剂才是根本的治疗措施。打钙针是短期补充钙剂的方式，不宜用于治疗骨质疏松症。

40 喝骨头汤能补钙吗

临床中经常发现，许多患者非常相信"吃什么补什么"，每日三餐均要喝一大碗排骨汤或骨头汤。其实骨头汤中钙含量并不高。有人做过实验，用1kg猪骨头熬汤2h，汤中的钙含量仅为20mg左右。成人每日需要的钙推荐摄入量为800~1000mg，骨质疏松症患者需要的钙量更多，用骨头汤补钙远远不能满足需要。骨头汤中脂肪含量很高，其中的骨髓脂肪会造成肥胖、高血压等，而骨质并没有什么改变，因此骨质疏松症患者应在医生指导下合理调整饮食结构。

41 补钙会导致肾结石吗

美国的一项最新研究结果显示,过量补充钙剂和维生素 D 可使"肾结石风险增加"。我国人群目前存在的主要问题是钙摄入量较低。钙剂会在胃肠道中与草酸盐结合,通过粪便排出体外,这样,尿中的草酸盐减少,形成肾结石的机会也就降低了。换言之,如果体内缺钙,胃肠道里的草酸盐无法排出体外,便会形成结石。美国的研究结论并不一定适用于中国人。这是因为,与中国钙推荐摄入量相比,目前中国人平均的钙摄入量还不到400mg，钙缺乏的情况很普遍。美国50岁以上中老年人钙的摄入量是1200mg，研究中又给实验者多补充了1000mg的钙，这样，每日的钙摄入量高达2200mg，几乎达到了我国人群的最高耐受量。使用超大剂量的钙后，钙质在胃肠道中结合成草酸盐，多余的钙就会从尿中排出，增加了尿钙，从而增加患肾结石的风险。所以，适当补充钙剂不但不会导致肾结石，反而能够降低肾结石的发病率。

42 抽筋就是骨质疏松吗

一般认为，血钙一过性减少会造成抽筋，其实抽筋的原因很复杂，简单的着凉就可能成为其主要原因，其次还可能与神经疾病，水盐、酸碱代谢紊乱，血管功能障碍等多种因素有关。骨质疏松症患者在钙丢失的过程中有骨钙的代偿性补充，使血钙基本维持正常，所以一般不会因缺钙而引起腿抽筋。

43 日常生活中需要多少维生素D

维生素D能促进钙在胃肠道的吸收。维生素D缺乏可导致继发性甲状旁腺功能亢进，增加骨吸收，引起或加重骨质疏松症。在日常生活中，成年人推荐剂量为200IU（5μg）/d，老年人因缺乏日照，以及摄入和吸收障碍，常有维生素D缺乏，故推荐剂量为400~800IU（10~20μg）/d。

有研究表明，补充维生素D能增加老年人的肌肉力量和平衡能力，降低跌倒的风险，进而降低骨折风险。维生素D用于治疗骨质疏松症时，应与其他药物联合使用。临床应用普通维生素D时，需要定期监测，根据维生素D检测值来调整其使用剂量。使用活性维生素D时，应定期检测尿钙，防止尿钙超标，以减少泌尿系统结石的发生风险。

44 户外运动和晒太阳的原则是什么

(1) 不疲劳。避免运动后过度疲劳。长跑、踢足球、打篮球等运动可能会造成膝关节损伤,应尽量避免。

(2) 不屏气。如避免俯卧撑、拉单杠等项目。

(3) 不激烈。应尽量避免打网球、篮球等需要跑位、救球、争抢等激烈活动的项目。

(4) 不隔窗。玻璃窗能阻隔阳光中的大部分紫外线,起不到促进维生素D合成的作用。

(5) 不涂防晒霜。出门涂上防晒霜或者

带遮阳伞，同样能阻隔阳光中的紫外线。

（6）少变化。尽量不更换健身场所，避免陌生环境和交通意外。

（7）不过量。防止暴晒造成晒伤甚至中暑。

45 人体骨的代谢还受哪些微量元素的影响

骨的代谢除了受机体中各种激素的影响，还受各种微量元素的影响。下面是几种重要微量元素对骨的影响。

1) 锌

锌主要参与多种酶的构成，对酶的活性部位有催化作用，与人的生长、发育、生殖有密切联系。锌参与人体内糖、蛋白质、脂肪的代谢，同时对骨骼的发育有明显的影响。缺锌会使骨的生长盘的宽度变窄，导致长骨变短、增厚；也会使软骨中的碱性磷酸酶活性下降，导致骨矿化过程缓慢；还可以通过生长激素与胰岛素生长因子的诱导作用，调节骨代谢。正常成人体内含锌量为2g左右，主要分布于前列腺、肝、肾、视网膜和肌肉等，主要在十二指肠被吸收，经粪便排出。成人每日锌的需要量为10~15mg，含锌较多的食物有豆类、鱼类。

2）铜

铜能促进骨基质及骨的形成。铜缺乏时，会出现骨质异常、肢体畸形、骨皮质变薄，甚至可能出现自发性骨折。

3）锰

锰缺乏时，会影响骨的生长发育，使长骨变短、变粗，关节增大，骨骼出现明显畸形，也可导致骨质疏松。成人体内锰总量为12~20mg，广泛分布于骨、骨骼肌、肝、脑等组织中，主要经小肠吸收，经粪便排出。

4）氟

氟能促进骨的钙化，增加骨硬度。氟缺乏时可造成龋齿发病率增高，生长发育迟缓，老年人可能出现骨质疏松,容易发生骨折;过多的氟会干扰钙、磷代谢,使骨密度增加,骨皮质与骨膜增厚,骨质变硬、变形,也容易发生骨折。正常人体内氟总量约为 2.6g,主要分布于骨、牙、指甲与毛发中,其中长骨含氟最多。氟的主要来源是食物,如乳制品、肉类、谷类、水果和蔬菜等。

5)锶

锶是人体骨骼与牙齿的必需成分,与钙、磷代谢密切相关,锶缺乏时骨钙化不良。正常成人体内锶的总量约为 320mg,主要经空肠和回肠吸收。

6)硅

硅参与骨的形成与矿化作用。硅缺乏时,骨中成骨细胞减少,直接影响骨的形成。正常成人体内硅的总量约为 18g,成人对硅的日需要量为 3mg。

7)硒

硒可与钙、磷共同加速骨的矿化作用,对骨骼的生长有一定影响。硒缺乏时,可引起骨钙沉积不良、骨质软化等疾病。正常成人体内含硒量为 14~25mg,成人对硒的日需要量为 40~240mg。食物中含有丰富的硒,富含硒的食品有海产品、肉类、蔬菜、坚果类等。

8)铝

铝可以拮抗铅的毒性,干扰钙、磷代谢。铝沉积在骨骼上,可以妨碍钙盐沉积,导致骨代谢异常、骨骼脱钙,发生骨萎缩。正常成人体内铝的总量为45~150mg。食物中的铝仅有少量可以经胃肠道被吸收,从粪便排出。

除上述与骨代谢有关的微量元素外,还有一些可以影响骨代谢的微量元素,它们之间相互作用、相互制约。

46 维生素对骨代谢有何影响

维生素是人体必需的有机化合物。如果人体缺乏维生素,就会出现体内代谢紊乱,影响正常的生长发育。维生素可分为水溶性维生素和脂溶性维生素,如B族维生素与维生素C为水溶性维生素,维生素A、维生素D、维生素E、维生素K等为脂溶性维生素。骨的生长发育主要受活性维生素D的影响,同时也受维生素C和维生素A等的影响。

1) 维生素C

维生素C是人体不能自行合成的一种维

生素,主要依靠食物补充,对人体的营养、生长与发育具有重要意义。新鲜蔬菜和水果中含有丰富的维生素C。维生素C对骨的生成有促进作用,如果缺乏将出现骨的生长迟缓,或可致使骨质变脆,发生骨折。一般成人对维生素C的每日需要量为20~30mg,妊娠期或哺乳期妇女需求量要增加至60~80mg。

2)维生素A

维生素A的前体为β-胡萝卜素,人体可以将β-胡萝卜素转化为维生素A贮藏于肝脏中。维生素A可以保持骨形成与骨吸收的平衡,维生素A过剩时,骨质会变得脆弱,易于折断。

3)维生素E

维生素E对骨代谢的作用主要在于其对性激素的调节作用。维生素E不足时,可能引起衰老、脱钙、骨质疏松等。

47 甲状旁腺激素对骨的影响

甲状旁腺激素能促使骨吸收和骨形成加速，是促进骨吸收的主要激素。甲状旁腺激素由甲状腺后上、下两侧的2对甲状旁腺合成和分泌，通过调节骨、肾、肠3个靶器官起到对钙的调节作用，同时在一定程度上可以影响磷的转运。甲状旁腺激素分泌轻度增多时，可以使骨量和骨密度增加；甲状旁腺激素分泌过多时，则造成骨量减少，骨钙大量释放入血，血钙升高。甲状旁腺激素还能够促进活性维生素D的合成和分泌，并间接促进肠道对钙的吸收，减少尿钙排出，提高血钙水平。总而言之，甲状旁腺激素可以促进血钙增加。当甲状旁腺激素长期分泌过多时，骨的吸收大于骨的形成，可造成骨量减少。

48 维生素D可以预防骨质疏松症吗

维生素D能够调节钙的代谢，同时可以增强肌肉强度。活性维生素D可以使钙从旧骨中游离出来，使骨钙不断更新，维持钙平衡。血钙可以对维生素D活性代谢产物有调节作用，低浓度血钙会促进维生素D的生成，高浓度血钙则会抑制维生素D的生成。血钙浓度对维生素D的调节十分敏感，即使是很轻微的血钙变化，也可导致维生素D生成的增加或减少。因此，机体保持一定浓度的维生素D，可以有效预防骨质疏松症。

49 长期卧床的人会患骨质疏松症吗

骨骼的发育和骨量的多少与运动密切相关。卧床使双下肢和躯干部位的骨处于完全不负重的状态，肌肉收缩幅度减小，对骨的刺激减少，在无负荷刺激下，骨量就会逐渐减少。当骨矿物质含量减少至30%左右时，会达到一个新的稳定状态，即负钙平衡，这时骨矿物质含量不再明显减少。一般情况下，卧床4周即可出现骨质疏松症。目前认为，卧床时的骨丢失是一种局部作用，受机体调节的复杂变化过程的影响。

50 骨质疏松性骨折快速恢复需要注意什么

影响骨折预后的因素有卧床时间、行动反应、基础疾病、肌肉力量等。国内外专家建议术后应尽早起床活动,术后第1d下地活动2h,第2d下地活动4~6h。术后快速康复的优势在于可缩短住院时间2.5d,降低并发症发生风险47%,降低再入院风险20%,降低死亡风险47%。

51 哪些生活方式有利于骨折术后康复

健康的生活方式有助于骨折术后功能恢复、提高生活质量,因此需要注意以下4个方面:

(1)高能量、高蛋白饮食。有助于恢复元气,骨折术后2周食用,骨折初期应以清淡饮食为主。

(2)多食富含维生素D的食物,如鱼肉、肝脏和蛋黄等。多晒太阳。

(3)多吃富含维生素C的食物。各种水果、蔬菜中均富含维生素C。

(4)多喝水。保证营养吸收,肠道通畅。

52 哪些运动适合骨质疏松症患者

适合骨质疏松症患者的运动包括低冲击力运动和负重运动。低冲击力运动，如瑜伽、太极拳等，可以锻炼肌肉和提高灵活性；负重运动，如散步、慢跑等，可以增加骨密度。建议根据个人情况选择合适的运动方式。

53 运动预防骨质疏松症的原理是什么

运动预防骨质疏松症的原理主要基于骨骼对机械负荷的适应性反应，即"机械负荷刺激骨形成"，主要是力学刺激促进骨形成。在运动时，肌肉收缩和重力负荷会对骨骼产生压力（应力），刺激骨细胞（如成骨细胞）活性，促进新骨形成。骨骼在受力后通过重塑（remodeling）增加骨密度，尤其是承重部位（如脊柱、髋关节），同时运动可调节激素（如生长激素、雌激素、睾酮）和细胞因子（如IGF-1），抑制破骨细胞（分解骨质的细胞）

活性，减少骨流失，长期运动还能提高钙的吸收和利用效率，增强骨骼矿化，平衡运动训练（如太极、瑜伽）可降低跌倒风险，预防骨质疏松性骨折，运动还可以增加血流量，为骨骼提供更多氧气、钙、磷等矿物质，支持骨修复和再生。因此通过科学运动，可显著延缓骨质流失，降低骨折发生的风险，尤其对绝经后女性和老年人尤为重要。

54 哪些康复锻炼有利于骨质疏松性骨折的术后恢复

适当锻炼有助于术后恢复,主要建议的康复锻炼有桥式运动、平板支撑、仰卧抬腿、靠墙静推、单脚支撑站立、站立提踵训练。运动应量力而行,身边要有扶手,保持地面干燥,穿上合适的衣服,保持房间明亮。

55 骨质疏松症患者中的哪些人不适合进行运动性治疗

骨质疏松症患者需要选择适合自己的运动，这样能增加骨细胞的建造能力，提高骨质密度。如果骨质疏松症患者选择了不适合的运动，可能会造成严重的损伤。年龄过大的骨质疏松症患者和骨质疏松性骨折的高危人群，以及已经发生骨质疏松性骨折的患者，不适合进行相应的运动性治疗。

56 骨质疏松症患者运动时需要注意什么

骨质疏松症患者运动时需要注意以下4点：

（1）避免高冲击性运动，如跳跃、下蹲等。

（2）注意姿势正确，避免长时间保持同一姿势。

（3）选择合适的运动场地和装备，如舒适的鞋子和防护装备。

（4）如有不适或疼痛，应及时就医。

57 骨质疏松症患者运动的最佳时间和强度是什么

骨质疏松症患者运动的最佳时间和强度因人而异，需要根据个人情况而定。一般来说，建议每天进行 30min 以上的中等强度运动，如快走、慢跑、游泳等。对于身体状况较差的患者，可以选择低强度运动，如散步、瑜伽等，并适当减少运动时间。在运动过程中，可以根据个人情况进行适当调整。

58 骨质疏松症患者有哪些运动禁忌

骨质疏松症患者的运动禁忌包括：避免剧烈的冲击性运动，如跳跃、下蹲等；避免长时间维持同一姿势，如久坐、长时间站立等；避免过度使用肌肉或关节，如提重物、搬运重物等；避免不适当的锻炼方式，如过度弯曲脊柱、过度伸展关节等。在运动过程中，如果有任何不适或疼痛，应及时就医。

59 骨质疏松症患者可以饮酒吗

酒的主要成分是乙醇,对人体各个组织细胞都有损害作用。每个人对酒的吸收耐受性不同,尤其是经期及妊娠期妇女,更容易吸收,使血液中的乙醇浓度过高。长期过量饮酒不但会引起心脏及消化道功能的改变,使机体代谢发生紊乱,诱发心律失常、高血压、脑血管疾病等,还会导致骨质疏松症。乙醇会阻断机体对钙的吸收,促进钙和镁的排泄,导致钙吸收不足,引起低血钙;也会引起内分泌功能紊乱;还会对骨骼产生直接的影响,主要是引起骨细胞活性下降。嗜酒会影响食欲，嗜酒者往往偏废饮食，引起缺钙。一方面，大量饮酒会使肝脏中的肝细胞受到损害，产生酒精性肝中毒，使消化功能减退；另一方面，长期饮酒会造成体内维生素 D_3 缺乏，影响肠道对钙、磷的吸收和利用。因此，酗酒的人更易患骨质疏松症。老年人由于饮酒后步态不稳而跌倒，更容易引起骨折与创伤。

60 骨质疏松症患者可以喝咖啡吗

饮用咖啡可以使人精神兴奋,减轻疲劳;也可以补充脂肪、蛋白质、碳水化合物、矿物质及多种维生素;还可以增加食欲,促进消化。但经常喝咖啡的人,如果不注意补钙,可能会发生骨质疏松症。这主要是因为咖啡的主要成分是咖啡因,摄入过多的咖啡因会影响肠道对钙的吸收,并导致尿钙的排出增加,体内出现负钙平衡。同时,血钙的降低会引起继发性甲状旁腺功能亢进,促使甲状旁腺激素分泌增多,使骨吸收大于骨形成,长期下去会导致骨质疏松症。

过量饮用咖啡虽然可能引起骨质疏松症,但如果在饮食中摄入充足的钙,就不会引起骨质疏松症。如果老年人饮用咖啡,每天补充的钙量就需要增加100mg,或每天至少喝一杯牛奶,以保证体内钙平衡。适量饮用咖啡,并同时注意补钙,对身体是很有益处的。

61 骨质疏松症患者可以吸烟吗

烟草中的有毒物质被吸入后，人体的吸收、消化功能降低，会出现食欲缺乏、恶心等情况，使机体对营养物质的摄入不足，降低蛋白质、钙、磷的有效利用率。因此，吸烟会危害人体健康，尤其对骨质疏松症患者危害更大。骨质疏松症患者应逐步减少吸烟量，直至完全戒烟。

62 骨质疏松症患者应该如何饮茶

茶叶中含有咖啡因、茶碱、蛋白质、氨基酸、维生素、微量元素、鞣酸等物质,具有轻微兴奋神经系统、强心及利尿的作用,是一种理想的饮料,适当饮茶对人体健康十分有益。但是老年人喝茶要合理,不适当地喝茶会引起不良的后果。大量喝茶或喝浓茶,茶叶中的咖啡因会增加尿钙的排出,使体内出现负钙平衡。茶叶中的鞣酸会与食物中的钙、蛋白质和其他营养成分结合形成沉淀,使胃肠道难以消化吸收。钙、磷等矿物质的利用率降低,造成骨吸收大于骨形成，长期会导致骨质疏松症。

骨质疏松患者的合理饮茶原则是：清淡为好，适量为宜；睡前不饮，饭后少饮；即泡即饮，服药不饮。只要坚持正确、适宜的饮茶方法，就可以享受饮茶带来的快乐，也不会加重骨质疏松症。

63 治疗骨质疏松症的药物有哪些

目前治疗骨质疏松症的药物主要有以下3类：

（1）促进骨形成的药物。如维生素D及其衍生物、氟化物、合成类固醇激素和甲状旁腺激素等药物。

（2）抑制骨吸收的药物。如钙剂、雌激素、降钙素、双膦酸盐和维生素D及其衍生物等药物，是最常用的抗骨质疏松症药物。

（3）既能促进骨形成，又能抑制骨吸收的药物。如维生素D类药物等。

64 常用的抗骨质疏松症药物

常用的抗骨质疏松症药物

分类	不良反应	给药方式	给药频率	给药疗程
阿仑膦酸钠	40%出现胃肠道不良反应	口服。 （1）每天第1次进食前30min服用。 （2）服用后需要站立30 min	1周1次	治疗5年后出现平台期
唑来膦酸	近30%出现流感样症状（发热）	静脉滴注。 （1）静脉滴注时间超过30min（建议30~60min）。 （2）需充分水化（建议用药前使用生理盐水250~500mL，同时适当饮水500~1000mL）	每年1次	治疗3年后出现平台期

续表

分类	不良反应	给药方式	给药频率	给药疗程
特立帕肽	恶心、肢体疼痛、头晕和眩晕	皮下注射	一天一次	最多治疗24个月
地舒单抗	不良反应罕见	皮下注射	半年一次	现有骨密度仍持续增加的研究显示，治疗10年

65 中医如何诊断骨质疏松症

中医认为"肾主骨生髓",骨骼的强健与肾精的充盛密切相关,骨质疏松症多与肾虚(肾精不足、肾阳虚或肾阴虚)有关,也可能因脾虚(气血生化不足)、肝郁血瘀或气血亏虚导致骨骼失养。

骨质疏松症属于中医"骨痿"范畴,中医认为,骨质疏松症发生的根本原因是"肾虚",主要环节是"脾虚气弱",而"血瘀阻络"是促进因素。现代医学研究已经逐步证实:肾虚、脾虚、血瘀都会加剧骨代谢异常。

66 中医能够治疗骨质疏松症吗

中医在治疗骨质疏松症方面可以发挥一定的辅助作用,但需结合现代医学治疗,不能完全替代西医的基础干预。中医将骨质疏松归为"骨痿""骨痹"范畴,认为其病因与肾虚、脾虚、气血不足、血瘀等相关,但多数研究为小样本或动物实验,缺乏大规模临床数据支持其显著增加骨密度的效果,中药调理需长期坚持,对急性骨折或严重骨量减少者效果有限,而且需辨证施治,自行用药可能无效或加重病情。中医可作为骨质疏松症的辅助治疗手段,尤其在改善整体体质和缓解症状方面有一定优势，但需与西医治疗结合，并在专业医师指导下进行。患者应保持科学态度，优先遵循循证医学方案，同时通过合理饮食、适度阳光照射、负重运动等综合干预延缓病情进展。西药并不能解决所有的临床骨质疏松症问题，如很多患者治疗后骨密度改善不理想、骨松骨折、术后再骨折频发等问题，临床中使用中药联合西药治疗，可以提高有效率、减少不良反应。

67 中医治疗骨质疏松症的原则是什么

中医治疗骨质疏松症遵循"整体观念"和"辨证论治"两大核心理念,结合病因病机调整机体功能。中医认为"肾藏精,主骨生髓",肾精亏虚是骨质疏松的根本原因,但治疗需兼顾脾、肝等脏腑的协同作用。中医学常按肾主骨、肝主筋、脾主肌肉而补之,依"不通则痛"或"不荣则痛"的理论。

以补益肝肾、健脾益气、活血祛瘀为基本治法,攻补兼施。通过熟地黄、骨碎补、淫羊藿等中药补肾壮骨,促进骨髓化生,起到补肾填精作用;

脾虚则气血生化不足,需用黄芪、白术等增强营养吸收,濡养骨骼,起到健脾益气作用;肝郁气滞可导致血瘀,用当归、白芍等调肝以助气血运行,起到疏肝养血作用。中医治疗骨质疏松症的原则是"补肾为本,多脏同调,辨证施治,防治结合"。其优势在于改善体质、缓解症状,中医治疗需长期坚持且定期评估骨密度,患者应在专业中医师和骨科、内分泌科医师的共同指导下,制订个性化方案,实现标本兼治。

68 中成药能单独用于骨质疏松症的治疗吗

很多中成药进行了大量的基础和临床研究，部分中药被证实能够抑制破骨细胞、促进成骨细胞、减轻骨质疏松症状，但多数中药需要和西药联合使用。在使用过程中，一定要注意选择临床证据充足的中成药。中成药不能单独作为骨质疏松症的主要治疗手段，但在中西医结合治疗中可作为辅助用药。部分中成药（如骨疏康胶囊）可通过补肾壮骨、活血通络，缓解腰背酸痛、乏力等症状，提高患者生活质量，还有部分中药材可通过促进成骨细胞活性或抑制破骨细胞吸收（如补骨脂、淫羊藿等），对骨密度有一定改善作用，中成药治疗需长期服用（3~6个月或更长时间）才可能见效，中成药在规范用药的基础上可作为辅助手段，骨质疏松症的治疗需以循证医学为核心，结合个体化中医调理，才能实现标本兼治。

69 哪些骨质疏松症患者适合中医药治疗

骨量减少的人适合中医药的治疗，骨量减少为骨密度检测结果T值＞-2.5或＜-1.0。骨量减少但没有出现脆性骨折，则不满足诊断为骨质疏松症的条件，因此不需要使用西药治疗骨质疏松症，但需要给予钙和维生素D的基础治疗。中成药如骨疏康可以调节骨稳态，抑制破骨细胞表达，同时促进成骨细胞表达，在骨健康基本补充剂、钙和维生素D补充足够的前提下，可以结合骨疏康改善骨代谢，预防骨质疏松症，每年检查骨密度以评估用药效果。若骨量减少未能得到有效控制，则需在医生指导下进行治疗。

70 中医药可以治疗骨质疏松症吗

中医认为,肾主骨、肝主筋、脾主肌肉。一些补肝肾、健脾补气的中药不仅可以提升骨密度,直接治疗骨质疏松症,而且可以改善肌肉质量和平衡功能,降低跌倒风险,从而降低骨折风险。另外,中药安全性较好,比如国家药品监督管理局(NMPA)批准的抗骨质疏松中成药,有的连续服用6个月都是安全的。

71 骨质疏松症中医辨证分型

在文献《骨质疏松性骨折诊疗指南（2022年版）》研究过程中，曾统计所纳入的100余篇文献的病例，骨质疏松性骨折患者中脾肾阳虚证患者占38%，脾肾阳虚兼血瘀证患者占18%，可见脾肾阳虚证患者在骨质疏松性骨折患者中占比较大。《肌少-骨质疏松症专家共识（2022）》推荐中药，如骨疏康，可用于脾肾阳虚证的骨质疏松症患者。此外，还有气滞血瘀证、肾虚血瘀证、肝肾血瘀证。

72 骨质疏松性骨折患者使用中成药有何获益

中华中医药学会权威指南《骨质疏松性骨折诊疗指南（2022年版）》中指出：骨质疏松性骨折初期可在常规抗骨质疏松药物基础上酌情使用具有活血化瘀、消肿止痛功效的中药；骨折后期选用强筋健骨、补气养血、益肝脾肾的中药，有利于缓解临床症状。比如骨疏康胶囊连续使用2周至1个月可改善症状，使用3个月可改善骨转换标志物水平，使用6~12个月可提升骨密度，联合常规抗骨质疏松药物使用均可提升临床有效率。

73 如何防治老年性骨质疏松症

预防骨质疏松症的方法很多,主要包括物理方法、运动和加强营养等。

(1)物理方法可以增加机体内源性维生素D的含量,从而促进钙的吸收,包括日光浴、紫外线照射等。

(2)运动可减缓骨量的丢失。但运动强度因人而异,要与机体的整体健康状况,特别是与心脏的功能状态相适应。老年人一般宜选择步行。

(3)老年人增加营养特别重要,主要是

补充蛋白质、维生素和微量元素。要多食用含钙量高的食物，例如牛奶及奶制品、鱼类（特别是海鱼）、豆类、蛋类等。

（4）戒烟，不大量饮酒，不随意用药，不滥用药物，用药时权衡利弊，不用或少用对骨代谢有不良影响的药物。

74 跌倒的主要原因是什么

老年人发生跌倒和骨折并不是意外，偶然之中有必然的内因，那就是影响老年人运动、协调、平衡功能的一些情况。

（1）肌力下降。肌肉力量随着年龄的增长逐步减退，特别是下肢力量减退后，出现动作迟缓、迈不开步、容易磕绊、不能快速调整步伐和姿势而发生跌倒的情况。

（2）平衡能力减退。人体正常的直立和行走姿势需要平衡能力来维持，训练有素的体操运动员平衡和协调能力非常好，这种功能与神经系统有关，也和肌肉力量有一定关系，衰退后容易发生跌倒。中风后遗症、低血压、帕金森病等也会影响平衡能力。

（3）感觉功能减退。老年人出现的耳聋、眼花，都会影响判断力和反应力，容易发生跌倒。

（4）药物也可能成为跌倒的"帮凶"。安眠药和镇静药会导致头晕、视力模糊，止痛药会引起意识不清，降压药可能致使疲倦、低血压，降糖药会引起低血糖晕倒，感冒药会导致嗜睡等，这些老年人常用的药物会增加跌倒的风险。

（5）心理因素。注意力不集中、对外界的反应迟钝、漠然等，也会增加跌倒的风险。

了解这些因素，通过采取措施或留心提醒，就能有效防止跌倒。

75 老年人如何防止跌倒

改善一些外部因素,可以有效避免跌倒,比如遇到冰雪天气,提醒老人尽量不要外出。着急赶车、人多拥挤的环境,老年人都应当尽量避免。

对照下面的每一条,每完成一项打个勾,对减少意外摔倒有很大的帮助。

(1)选择防滑、合脚、舒适的鞋子。尽量避免穿高跟鞋、拖鞋或鞋底过软的鞋,有的鞋子鞋底沾了水会特别滑,一定要及时更换。

(2)保持良好的照明。检查家里的照明,

换掉昏暗的灯泡,或者在每次更换灯泡时,使用更高功率的灯泡。

(3)家里备一副安全稳当的梯子。不建议老年人进行登高取物、擦窗等"危险"动作,如果一定要登高,安全稳当的梯子比桌子、板凳好很多。

(4)铺上可靠的防滑垫。在卫生间、浴室、厨房等地方铺设防滑垫。

(5)给家里的宠物系个铃铛。宠物来去有声响,避免它们突然出现而惊吓到老人。

(6)及时清理通道上的杂物和障碍物。保持地面平整干净,清理掉不必要的门槛和杂物,防止跌倒。

(7)安装扶手。在卫生间、浴室、楼梯等地方,尽量安装扶手,避免因站立不稳而跌倒。

(8)常用物品放在易拿的地方。检查物品摆放位置、高度是否合理,家具的位置、摆设尽量不要变化。

(9)合适的背包。避免携带沉重物品,如果一定要携带,背着比拎着好、斜背比单侧背好、双肩背比斜背好,因为这样更省力,且有利于身体平衡。

(10)选择合适的辅助工具。行动不便,肌肉力量不平衡、不协调的老年人应使用合适长度、底部面积较大的拐杖,有听力障碍的老人要佩戴助听器,有视力障碍的老人要佩戴眼镜。